AF454216

HISTOIRE

DE

LA RAGE

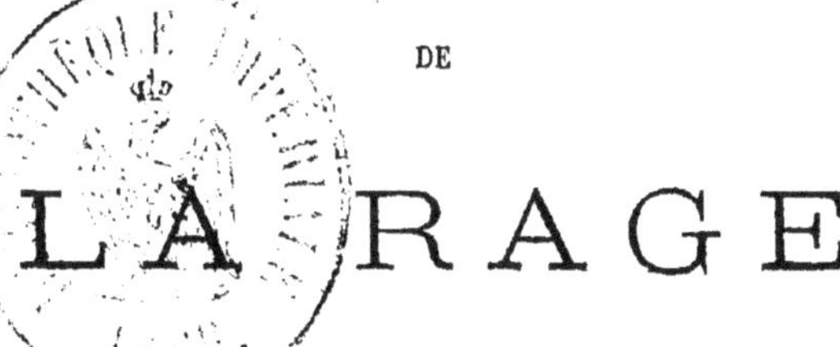

HISTOIRE

DE

LA RAGE

CARACTÈRES QUI LA DISTINGUENT

Moyens d'empêcher sa Propagation et son Développement

LE MEILLEUR PRÉSERVATIF CONTRE ELLE

ERREURS ET PRÉJUGÉS A COMBATTRE ET A ÉVITER

PAR

LECONTE, vétérinaire

Membre de la Société Impériale et centrale de Médecine vétérinaire

Vice-Secrétaire de la Société vétérinaire du Calvados et de la Manche

Vétérinaire d'arrondissement

PRIX : 50 CENTIMES

CAEN

IMPRIMERIE NIGAULT DE PRAILAUNÉ

18, rue Froide, 18

1868

HISTOIRE

DE

LA RAGE

⁕

Maladie mystérieuse, inconnue dans son essence, toujours mortelle et jetant la consternation et l'effroi.

Depuis quelques années elle a désolé maintes fois les habitants de l'arrondissement que je parcours, et des faits récents qui maintiennent encore l'anxiété dans certaines familles, m'ont déterminé à publier son histoire.

Je désire que tout le monde la connaisse autant que moi, afin que chacun se protége soi-même et soit son médecin. Cette histoire sera courte et tout-à-fait élémentaire, elle dira cependant tout ce que la science sait d'utile ; elle apprendra les signes qui font distinguer la rage dès qu'elle commence à paraître, le moyens d'empêcher sa propagation et son développement, et le meilleur des préservatifs à lui opposer.

CARACTÈRES DE LA RAGE.

Au début. Trouble, agitation, inquiétude donnant lieu à des changements continuels de position, inappétence, dégoût des aliments même de ceux qui plaisent le mieux, appétit des boissons, soif assez vive, recherche de l'eau.

Le chien ne cherche pas à mordre, il conserve sa tranquillité habituelle et son affection pour ses maîtres augmente au lieu de s'amoindrir ; il multiplie ses caresses et va même jusqu'à lécher les mains de ceux qu'il connaît.

Quand la maladie est plus avancée, il y a une espèce de délire caractérisé par des mouvements étranges qui dénotent que l'animal voit des objets, entend des bruits qui n'existent que dans son cerveau. La voix n'a plus son timbre normal, ce n'est plus l'aboi ordinaire, ce sont des hurlements prolongés que l'on entend surtout pendant le silence de la nuit.

A la tranquillité et aux mouvements inoffensifs succède bientôt la violence ; le chien est irritable, montre les dents et éprouve déjà le besoin de mordre ; il conserve encore son respect pour ses maîtres, et, s'il est en liberté, il cherche à fuir le toit domestique, comme

si un instinct particulier lui donnait la conscience du
mal qu'il y peut faire. Cet instinct est tellement dé-
veloppé qu'il survit quelquefois aux plus effroyables
accès; on a vu le chien pendant un accès ménager ses
maîtres et ceux desquels il avait reçu des caresses ou
du pain. Ce caractère ne s'observe pas chez tous les
chiens indistinctement, il ne se rencontre que chez
ceux qui sont doués d'une intelligence supérieure et
d'un dévouement extrême, il est donc une rare ex-
ception et ne doit pas faire mettre en doute les symptômes généraux.

Arrivée à la dernière période, la rage se manifeste
par l'emportement, la violence et les signes effrayants
qui caractérisent la maladie aux yeux de toutès les
classes ; suivons ces caractères à la chaîne et à l'état
libre.

A la chaîne. Tous les caractères de la maladie aug-
mentent instantanément : Le premier accès se manifeste tout à coup par des mouvements convulsifs et
désordonnés ; il y a abolition des sens, le chien ne
connaît plus et ne distingue plus rien, il faut qu'il
morde et qu'il morde avec rage tout ce qu'il trouve ;
il broie de la paille, des morceaux de bois, des épines
des tessons de bouteille ; il déchire de vieux cuirs,
du crin, de la laine et tout ce qu'il trouve ; il se pré-
cipiterait sur les personnes, s'il n'était retenu, et les
couvrirait de morsures, et, si aucun objet ne se trouve

à sa portée, il se jette sur sa chaîne, son billot ou son auge ; il tournerait sa fureur sur lui-même au besoin et se déchirerait sans en témoigner de douleur : on a eu de ces bien tristes exemples en médecine humaine, on a vu des malheureux se dévorer les avant-bras malgré la camisole de force.

Le regard n'a pas d'expression fixe ; les yeux sont ternes et sombres, ou bien ils brillent et sont fixes et menaçants ; dans l'ombre on les prendrait pour deux globes de feu.

La sensibilité est obtuse ou anéantie : frappez le chien enragé, piquez-le, brûlez-le avec un fer rouge, il ne fait entendre aucun cri et rien ne lui fait lâcher prise.

La gueule est sèche ou humide ; lorsqu'elle est sèche le malade fait avec ses pattes de devant des gestes, des mouvements de chaque côté de ses joues, comme s'il cherchait à se débarrasser d'un corps étranger engagé dans les dents ou la voûte palatine ; lorsqu'elle est humide, la salive file de chaque côté des lèvres et, si l'accès est violent et prolongé, le mucus bronchique et la salive forment des flocons d'écume de chaque côté de la gueule et même à l'entrée des narines. J'attribue les mouvements des pattes à la sé-cheresse, à la sensibilité, à l'astriction du larynx et à la difficulté d'avaler.

L'accès dure pendant une 10ᵉ de minutes, et se termine par de l'affaissement, de l'inertie, un air hébété, puis le malade revient peu à peu dans une apparence de santé normale, pour offrir plus tard de nouveaux accès qui se terminent par la paralysie et la mort ; le chien devient comme éreinté, se traîne plutôt qu'il ne marche, vacille du derrière, chancelle et tombe pour ne plus se relever. La gueule qui est si terrible pendant les accès, participe à l'énervation, elle s'ouvre et ne peut plus se fermer, il est impossible à l'animal de pouvoir mordre, et malgré sa rage il n'est plus dangereux. La nature prévoyante termine ainsi cette redoutable affection qui se transmet à tous les animaux et facilement à l'homme, et s'il n'en était ainsi, que de désastres occasionneraient les animaux sauvages, le loup, le renard, le blaireau, la panthère, le chien et le chat domestique, chez lesquels la rage se développe spontanément.

A l'état de liberté. — Quand le premier accès est sur le point de paraître, le délire est plus grand, l'agitation incessante, le chien quitte le toit de ses maîtres sans cause connue, et marche indistinctement sans savoir où il va, ses allures sont tristes et bizarres, il court de çà de là en silence, la gueule ouverte et la tête basse, il est agressif sans cause, il attaque sans provocation, on le voit dans son accès s'arrêter brusquement et mordre avec frénésie les pierres, les souches d'ajoncs, se ruer sur une bourrée d'épines, sur un fagot de bois, qu'il rencontre en son chemin et les mettre en morceaux avec une férocité incroyable malgré les blessures qu'il s'occasionne ; il se jette sur les personnes qui le regardent passer ; il attaque tous les chiens qu'il rencontre, les très-gros comme les petits sans distinction. Il se jetterait sur un bœuf s'il en trouvait un, tant est grande son aberration.

La présence d'un chien provoque des effets surprenants sur les malades ; que l'on présente un chien à un animal atteint de la rage et presque aussitôt vous verrez apparaître un accès. Quelques auteurs disent que tout animal malade de la rage, quelle que soit l'espèce à laquelle il appartienne, tombe dans un accès à la vue d'un chien. Je ne dirai rien de cette assertion qui me paraît hasardée, cependant je demanderai pourquoi le chien ou le chat ne donneraient pas les mêmes résultats ; qu'un animal malade entre en furie en voyant un sujet de son espèce, un chien en voyant un chien, un chat en voyant un chat, un loup en voyant un loup gros ou petit, je le crois, mais je ne crois pas qu'un mouton ou un cheval deviendra furieux tout à coup en voyant un chien. Voici l'observation qui a fait naître mon opinion à ce sujet. En 1841 ou 42 un cheval enragé fut amené à la clinique d'Alfort, il fut attaché de chaque côté de la tête par deux lacs solides et une plate-longe fut passée dans un des paturons de derrière ; une fois solidement fixé on lui présenta un des

chevaux d'expérience que l'on maintint attaché à dis-
tance pour qu'il pût aisément l'atteindre. Le malade
alors tranquille s'agita tout-à-coup en voyant son
semblable, il bondit et se précipita sur lui avec une
fureur inexplicable, le saisit à pleine bouche sur le
haut de l'encolure, puis le poitrail, et le serrant comme
un étau ses redoutables mâchoires lui broyaient les
tissus sur lesquels elles se posaient. Le cheval d'expérience n'opposait à ces attaques aucune défense, il
poussait des hennissements suprêmes, tremblait de
tout son corps, paraissait glacé d'effroi, et cherchait
à fuir. Jamais ennemi, quelque redoutable qu'il soit,
n'inspire plus de crainte à ses semblables que celui
qui est malade de la rage. Au bout de quelques minutes, le cheval enragé lâcha prise, s'affaissa sur le
sol, le corps entier dans un état d'inertie et étendu
dans toute sa longueur ; la respiration était courte et
tellement tumultueuse que nous crûmes à son agonie ;
au bout d'un quart d'heure il ne laissait voir que de
la lassitude et un air hébété.

Lorsque le chien a quitté le domicile de ses maîtres
et qu'il y revient, il faut se mettre sur ses gardes, et
si il n'est pas très-furieux, l'enchaîner avec soin et
prendre à son égard de grandes précautions de
sûreté.

Il est bon de tuer le chien errant que l'on soupçonne
être enragé, afin d'arrêter ou d'empêcher les désastres

qu'il pourrait occasionner, mais ce moyen est mauvais quand on veut connaître la position de santé de l'animal. La science ne reconnaît pas la rage par l'autopsie, et les rares lésions que l'on rencontre ne font souvent que confirmer des commémoratifs que l'on a reçus.

Autopsie. — L'estomac fournit quelques indices vagues et inconstants ; il renferme des corps tout à fait étrangers à l'alimentation, de la paille, du foin, des plumes, de vieux cuirs, du crin, des cailloux, des morceaux de verre, des épines, toutes substances que l'on ne trouve pas dans les autopsies ordinaires ; tous ces corps étrangers sont avalés pendant la durée des accès. On ne trouve rien dans les autres viscères, et le système nerveux encéphalo-rachidien ne donne pas de traces de lésions.

Après avoir eu le spectacle des violences frénétiques, des convulsions désordonnées, de l'énorme vitalité que la rage développe pendant les crises, on reste tout surpris de voir que l'autopsie soit totalement muette.

Traitement. — Quel désespoir pour ceux qui l'ont cherché avec une rare persévérance de n'avoir jamais pu préciser le siége de cette redoutable maladie. La rage est connue depuis les temps les plus reculés par ses caractères effrayants et ses suites terribles, et jamais on n'a pu lui trouver de causes, de siége, ni de traitement curatif, on n'a pu mettre en pratique contre elle ce bel aphorisme d'Hippocrate : *Sublatâ causâ tollitur effectus.* Aussitôt que les premiers symptômes se sont manifestés, on ne peut plus rien contre la rage, il est trop tard, la science échoue et ne peut plus offrir que ses palliatifs aux malades.

Le traitement préservatif est le seul à employer, c'est là que réside la ressource de pouvoir conjurer une mort certaine, c'est sur lui que doit se porter l'attention. Tout le monde doit le connaître, afin que chacun puisse devenir son médecin, et il est d'autant plus indispensable de le bien connaître, qu'il faut qu'il soit mis en pratique immédiatement après la morsure, dès que la bave virulente est mise en contact avec la peau ou le tissus : c'est la condition essentielle pour réussir et n'avoir pas d'insuccès.

TRAITEMENT PRÉSERVATIF.

Aussitôt qu'une ou plusieurs personnes auront été mordues par un chien enragé ou soupçonné de l'être, on s'empressera de laver les blessures à grande eau et de les débarrasser du mucus et de la bave dont elles seront recouvertes ; ces précautions prises, il faudra laisser saigner les plaies, les presser pour les faire dégorger si elles étaient déjà tuméfiées, les sécher avec un linge fin bien sec ou une éponge, puis les brûler avec un fer chauffé jusqu'au blanc. Le fer à cette température est bien moins douloureux que celui porté au rouge cerise et l'escharre qu'il forme est plus complète. Prenez un morceau de fer d'une forme convenable, afin de pouvoir le porter aisément dans toute l'étendue de la plaie, dans les sinuosités comme dans les angles, et n'épargnez même pas une égratignure. N'apportez aucun retard pour mettre en pratique ces moyens de première nécessité, persuadez-vous que l'absorption du virus rabique est quelquefois très-prompte, surtout quand la température est élevée. Vous ne devez pas attendre l'arrivée d'un médecin, quelquefois éloigné et souvent absent, pour avoir des secours ; donnez-en vous-même puisqu'il est si facile d'en procurer et que vous avez sous la main tous les moyens de le faire sûrement, vite et bien. Vous tranquilliserez le blessé en agissant sur lui moralement et physiquement, il attendra son médecin avec moins d'impatience, et quand ce dernier sera venu il fera ce que sa science lui dictera.

Les animaux de l'espèce chien ou chat qui auront été mordus, foulés ou houspillés par un animal enragé, seront abattus sans distinction, pas un seul ne devra être épargné.

Cette mesure rigoureuse a été conseillée devant

l'inefficacité du musèlement et l'insuffisance de la séquestration.

Dans la plupart des villes et même des campagnes,
le muselier consiste en un anneau en caoutchouc
qui n'empêche pas le chien qui en est porteur
d'ouvrir la gueule aussi large qu'il le veut et
de mordre tout à son aise ; ou bien il est en
cuir, et quelques fortes qu'en soient les lanières, le
chien les allonge ou les déchire avec ses pattes qui ap-
puient et le sommet de la tête qui tire au renard, et
fait en sorte qu'il passe son museau, organe dangereux et le seul à craindre. On voit tous les jours dans
les rues ou sur les places des chiens portant la muse-
lière de côté ou en lambeaux et avoir la gueule complétement libre, de même ceux qui sont porteurs
d'un anneau en caoutchouc pour leur emprisonner les
mâchoires, et à chaque pas on laisse passer inaperçus
ces êtres dangereux.

La séquestration n'a pas de durée précise : 131 chiens
ont été mordus sous les yeux de feu Renault, inspec-
teur des Écoles vétérinaires, ou inoculés par lui-même
avec de la bave infectée ; 68 ont été atteints de la maladie, 32 sont devenus enragés après le 40me jour,
23, après 45 ; 12, après 60 jours ; 1, après 118 jours
d'attente.

On a vu des chiens mis à la chaîne pendant 40 jours
pour morsures, être relachés au bout de ce temps sans

qu'on ait rien vu, et plus tard devenir enragés de la morsure qui avait motivé leur enchaînement.

La mesure efficace qui puisse satisfaire la prudence et mettre les familles et le public à l'abri de tout danger, est donc l'occision.

Les autres animaux seront pansés comme il a été indiqué pour l'homme, et surveillés pendant longtemps par leurs propriétaires qui veilleront à prendre toutes les mesures nécessaires pour qu'ils ne soient pas dangereux.

ERREURS ET PRÉJUGÉS.

Un grand nombre de personnes croient que le chien enragé ne peut pas boire et a peur de l'eau ; pour s'assurer de sa santé on lui offre à boire, et quand on voit qu'il boit bien on juge qu'il n'est pas enragé.

Le chien malade de la rage recherche les liquides avec avidité, il boit aisément et beaucoup, et ce n'est que dans le cas d'astriction de la gorge et quand il ne peut avaler, qu'il ne boit pas ; cela ne l'empêche pas de rechercher l'eau avec persévérance, d'en approcher et non d'en avoir peur, conmme l'ont dit à tort quelques auteurs anciens qui ont appelé la rage hydrophobie. Ces savants qui n'étaient pas infaillibles, puisque le temps et les faits l'ont prouvé, auraient bien

fait de maintenir la première expression et de ne pas
venir par un mot impropre, une désignation fausse
et détestable, jeter dans les masses et même dans les
classes réputées instruites, un préjugé tellement en-
raciné qu'on ne peut parvenir à le détruire et qu'il
peut avoir des conséquences fâcheuses. Le mot hydrophobie vient du grec Ύδωρ, *aqua,* eau, et de Φόβος, *ti-
mor,* crainte, crainte de l'eau. Nous venons de voir
que le chien n'a pas peur de l'eau et qu'il en est tout
autrement, rejettons donc l'expression si mal controu-
vée, pour ne nous servir que de l'ancienne qui dé-
signe clairement l'ensemble des phénomènes qui se
passent lors d'un accès, et n'employons plus les mots
hydrophobe, hydrophobie, cette funeste invention du
néologisme.

DEUXIÈME PRÉJUGÉ

Il ne faut pas croire que la rage se déclare instantanément avec son cortège de symptômes et de signes effrayants. Le chien ne se livre pas soudaine-
ment à des actes de violence et de fureur. La maladie
a des signes précurseurs que nous avons fait connaître en décrivant les symptômes, et ce n'est quelquefois
qu'après plusieurs jours de malaise que le premier
accès se fait voir. Si le chien paraît malade et présente

les caractères du début, tenez-vous sur vos gardes et attachez-le malgré ses caresses qui sont multipliées. Pour un observateur, ces caresses sont instinctivement la sollicitation de secours et de soulagement au mal qui l'agite, et dès que la maladie progresse, le chien fuit ce qu'il aime dans la crainte de lui être funeste ; il le fait instinctivement et avec autant de précision que celui qui se laisse mourir de faim sur la tombe du maître qu'il a tant aimé.

TROISIÈME PRÉJUGÉ.

Depuis fort longtemps on croit aux remèdes secrets, aux devins et sorciers, aux guérisseurs en renom, aux médicaments spécifiques, à des recettes particulières transmises plus ou moins exactement et on leur accorde une confiance aveugle. Cette confiance que rien ne peut affaiblir est un témoignage évident de la gravité de la maladie et de l'épouvante que donne la rage à ceux qui craignent d'en être inoculés et qui ont été mordus.

Ces prétendus remèdes, comme les recettes particulières, sont tout à fait inefficaces, et les guérisons qu'ils ont dû produire n'ont rien d'authentique et ont eu lieu sur des sujets qui n'avaient pas la rage. Des personnes mordues ont pu en faire usage et ne pas devenir enragées : celles qui avaient présenté les premiers symptômes ou un premier accès n'ont jamais guéri. On a contrôlé tous ces faits avec exactitude, la science en a apprécié la valeur et proclame que jamais on n'a trouvé de moyen pour guérir la rage.

La superstition joue depuis longtemps son rôle pour la guérison ; elle peut agir moralement sur certains esprits et apporter un secours réel à des personnes inquiètes de leur avenir quand elles ont été mordues. Comme des faits de ce genre se passent tous les jours et attirent l'attention, je vais les faire connaître ou les rappeler en mémoire.

Des populations entières accordent leur confiance à saint Hubert, depuis la vie de ce saint, en 727 après Jésus-Christ, c'est-à-dire depuis onze siècles. Les personnes mordues par un chien enragé viennent de fort loin comme de près, faire un pèlerinage à Saint-Hubert, dans les Ardennes, pour obtenir une guérison miraculeuse, et tous les ans on signale de nombreuses guérisons. Les chiffres de ces guérisons sont donnés par le vicaire de Saint-Hubert.......

Je n'essaierai pas de combattre cette illusion ni d'enlever une espérance aux malheureux qui ont été mordus ; si il y a quelques croyants, qu'ils aillent à l'abbaye de Saint-Hubert si bon leur plaît, mais avant d'y partir qu'ils prennent toujours la grande précaution de cautériser leurs plaies, de détruire par le fer, le feu ou les caustiques, toutes les chairs et les parties recouvertes de la bave empoisonnée, c'est le moyen efficace du triomphe. Dieu ne défend pas de recourir aux moyens humains, ce serait même le tenter en quelque sorte que de les négliger.

QUATRIÈME PRÉJUGÉ.

La durée de l'incubation de la rage, c'est-à-dire le temps qui s'écoule entre l'apparition de la maladie et la morsure qui la détermine, n'a pas de limites fixes ; beaucoup de personnes croient cependant que la rage se déclare dans les quarante jours qui suivent son inoculation, c'est une erreur.

Nous avons donné des preuves de cette fausse opinion en parlant de l'occision générale, les chiffres sont exacts et ne laissent pas de doute. Voir à la page 15, les expériences de Renault.

Cette lacune est regrettable ; elle empêche de préciser la durée de la séquestration qui est laissée à l'arbitraire et qui varie suivant les localités, 20, 30, 40 jours, et il arrive que pendant ce temps l'animal n'est soumis à aucune surveillance et n'est vu que de ses maîtres auxquels la mesure sanitaire déplaît. Au bout du délai fixé par l'autorité municipale et sans consulter la science, on rend la liberté aux animaux ;

tóute mesure de sûreté disparaît de toutes parts, la prudence s'endort avec l'inquiétude, on oublie complétement les accidents pour vivre dans la plus douce tranquillité. Mais six semaines, deux mois, quatre mois écoulés, on voit un chien présenter les symptômes de la maladie que l'on ne soupçonne plus, et la rage naître de la morsure qui avait motivé l'enchaînement...!

C'est cette cause qui nous donne des cas de rage en toute saison. Pour mon compte je l'ai vue en janvier sous la neige, je l'ai observée pendant les plus fortes chaleurs, et cependant la rage qui naît spontanément ne se fait voir que dans les saisons tempérées; cette multiplication de la rage inoculée et son apparition en tous temps tient à ce que l'on n'abat pas tous les chiens qui ont été mordus ou foulés par un chien enragé. L'inobservation de cette mesure sst quelquefois le produit de l'affection ou de l'insouciance.., d'une affection insolite qui nie systématiquement l'existence de la rage pour ne pas astreindre son chien aux rigueurs hygiéniques.., d'une insouciance anormale qui ferme les yeux en la voyant passer... Quelques douloureux événements remédieront peut-être à cette fatuité ou à cette triste apathie... mais les accidents seront passés !!

Caen. — Imprimerie Nigault de Prailauné.